RAPPORT

Sur le rôle et l'organisation

des

Cabinets dentaires de garnison

PAR LE MÉDECIN-MAJOR DE 2e CLASSE SAUVEZ.

Détaché pour Missions au Sous-Secrétariat du Service de santé.

(Adressé au Congrès dentaire inter-alliés)

RAPPORT SUR LE ROLE ET L'ORGANISATION DES CABINETS DENTAIRES DE GARNISON

par le Médecin-Major de 2e classe SAUVEZ,

Adjoint technique de stomatologie de la 17e région,
Détaché pour missions temporaires au sous-secrétariat d'État
du Service de Santé.

PREMIÈRE PARTIE

ROLE DES CABINETS DENTAIRES DE GARNISON
FONCTIONS DES CABINETS DENTAIRES DE GARNISON

Les cabinets dentaires de garnison ont pour mission de :

1° Soulager les militaires qui souffrent des dents ;

2° Maintenir le nombre des combattants, en permettant de garder ou de réintégrer dans le service armé les hommes munis insuffisamment au point de vue dentaire pour assimiler leur ration d'entretien ;

3° Répandre dans la troupe les notions générales nécessaires d'hygiène de la bouche.

Telle est la définition du rôle des Cabinets dentaires de garnison, donnée par la dépêche ministérielle du 9 juin 1916.

A l'inverse des Centres d'édentés qui constituent des organismes temporaires nés pour les besoins de la guerre et qui disparaîtront avec elle, les Cabinets dentaires de garnison constitueront fort probablement des organismes définitifs qui serviront en temps de paix à assurer le traitement complet des soldats pendant la durée de leur service militaire ; nous ne nous occuperons dans ce rapport, que du rôle des Cabinets dentaires de garnison en temps de guerre.

1° *Personnel consultant.*

Deux classes de consultants bien distincts se présentent aux Cabinets dentaires de garnison :

1° Les soldats valides ;

2° Les malades ou blessés des hôpitaux ; il nous paraît indiqué de ne pas appliquer le même traitement aux militaires de ces 2 classes.

Les malades et blessés des hôpitaux appartiennent au Service de santé ; les soldats valides appartiennent au Commandement.

Pour les premiers, les soins complets ; pour les seconds, les soins d'urgence.

Les premiers sont au repos ; le dentiste militaire les a sous la main quand il veut ; il doit aller les chercher dans les hôpitaux et leur donner les soins les plus étendus.

Les seconds sont pris par leur service ou leur instruction militaire et ils ne doivent pas en être distraits ; il faut attendre qu'ils viennent consulter, s'ils souffrent, et ne leur faire que les soins rapides et suffisants que réclament les maladies aigües des dents ou de la région gingivo-dentaire ; on doit veiller à les munir d'appareils de prothèse si c'est nécessaire, mais il ne faut pas perdre de vue qu'ils appartiennent aux officiers qui les commandent et non aux médecins ; le dentiste militaire, pénétré de ces idées, doit faire les plus grands efforts pour ne pas retarder le départ d'un homme appelé à partir en renfort, si c'est possible, il doit être pour le Commandement un aide et non une gêne.

Le soldat valide doit être soigné dès qu'il se présente au Cabinet dentaire de garnison pour réclamer des soins ; il doit passer avant le blessé ou le malade en traitement qui a le temps d'attendre.

En disant qu'on ne doit donner au soldat valide que les soins urgents, nous ne voulons pas dire qu'on ne doit pas soigner les caries non perforantes, si les hommes peuvent venir ; on doit faire tout ce qu'il est possible, mais en ayant toujours présent à l'esprit que le temps pendant lequel on soigne un soldat est du temps perdu pour son instruction militaire, pour ses exercices, pour son entraînement et pour le service qu'il doit assurer.

Certes la thérapeutique dentaire complète serait désirable ; comme le disait fort bien le Docteur Prost-Maréchal dans son étude sur l'organisation des services dentaires dans l'armée (1909) :

« Que d'angines, d'abcès, de névralgies, de pelades et » d'affections cutanées, etc..., que d'affections du rhino- » pharynx, que d'otites, que de dyspepsies, etc..., que de » véritables septicémies méconnues on éviterait ainsi. Que » d'atténuations on verrait sans doute dans la sévérité des » affections infectieuses des voies respiratoires et du tube » digestif même ! »

Mais les soins dentaires complets et longs que l'on peut donner aux blessés et aux malades ne peuvent que très rarement être donnés aux soldats valides pendant la guerre.

Le blessé ou le malade qui est en traitement dans un hôpital militaire, a, au contraire tout son temps et n'est pas pressé.

A notre avis, le dentiste militaire doit diviser ces blessés et malades des hôpitaux en 2 classes : les récupérables et les non récupérables.

D'abord et avant tout les combattants et les hommes récupérables : telle doit être la devise du dentiste militaire.

S'il s'agit d'hommes à réformer, le dentiste militaire doit, naturellement, leur donner aussi ses soins, mais s'il est très occupé par son travail, il doit, de préférence, donner les soins les plus complets, aux hommes qui doivent reprendre place parmi les combattants ; les Cabinets dentaires de garnison n'ont pas été institués pour soigner tous les français, mais pour soigner les soldats.

Si, au contraire, comme c'est le cas le plus fréquent, il s'agit de blessés qui doivent rentrer dans les rangs on ne saurait trop profiter de leur séjour à l'hôpital pour leur appliquer toutes les ressources de la thérapeutique et de la prothèse dentaire, en même temps qu'on leur inculquera les notions de l'hygiène dentaire qui n'est qu'une partie de l'hygiène générale.

On doit veiller surtout à préparer le plus tôt possible la bouche des hommes qui auront besoin d'appareils de prothèse ; il ne faut plus qu'on voie des hommes ayant fait un stage de plusieurs mois dans les hôpitaux pour une maladie ou une blessure et qui, au moment où ils sortent guéris de l'hôpital, présentent des racines et des dents cariées et ont besoin d'appareils de prothèse ; ces hommes qui allaient reprendre leur place de combattants, se trouvent, par cette négligence, inaptes encore pour un temps assez long ; il faudra à ce moment extraire hâtivement les racines ou dents perdues, attendre un temps minimum pour la cicatrisation des gencives, tandis qu'on avait tout le temps de faire les extractions doucement et d'attendre un temps assez long pendant leur séjour à l'hôpital, pour les munir d'appareils posés sur des gensives bien cicatrisées.

C'est pourquoi le dentiste militaire doit aller dans les hôpitaux chercher les malades et les blessés dont la bouche a besoin de soins.

Conclusions. A) Le chef de service des Cabinets dentaires de garnison doit soigner d'abord et avant tout les combattants et les hommes récupérables.

En conséquence, il doit :

1° Soigner les soldats valides venant des dépôts ou camps d'instruction avant les malades et les blessés, leur donner les soins d'urgence, le maximum des soins dans le minimum de temps.

2° Appliquer la thérapeutique la plus complète aux malades ou blessés qui doivent rentrer dans les rangs.

3° Soigner les hommes perdus pour la Défense nationale aussi complètement que les nécessités du service le permettront, mais après les soldats valides et les blessés ou malades récupérables.

B) Le dentiste militaire doit se rendre dans les formations sanitaires pour veiller à la préparation de la bouche des édentés afin que ceux-ci soient, le plus tôt possible, munis d'appareils de prothèse, s'il y a lieu.

Il résulte de ces considérations qu'un dentiste militaire Chef d'un Cabinet dentaire de garnison a largement de quoi s'occuper, sans s'arrêter, même dans une ville où il y a en tout 2 ou 300 blessés et même moins; tandis qu'un chef de service d'un Cabinet dentaire de garnison qui n'a à s'occuper que des dépôts ou d'un camp d'instruction, peut, étant donné qu'il ne fait que de la dentisterie d'urgence, suffire pour 2 ou 3.000 hommes.

Il est également regrettable de voir que des hommes qui sont au dépôt depuis un certain temps, soit en rentrant de convalescence suite de blessure ou de maladie, soit pour toute autre raison, arguent de leur insuffisance dentaire au moment où ils sont appelés à partir en renfort, quand on aurait eu tout le temps de faire les extractions indiquées et de les munir d'appareils de prothèse pendant leur séjour au dépôt.

En conséquence, nous demandons s'il est possible que tous les médecins-chefs des dépôts et les dentistes militaires reçoivent le plus tôt possible l'ordre suivant :

« Les médecins-majors chefs de service des dépôts veilleront à tous les hommes qui rentrent au dépôt pour une cause quelconque et quelle que soit leur formation, soient examinés au point de vue de leur aptitude dentaire par le chef de service du cabinet dentaire de garnison, qui devra devra donner son avis. »

2° Soins à donner aux femmes employées par l'autorité militaire.

1° — Quels soins doit-on donner dans les cabinets dentaires de garnison aux femmes employées par l'autorité militaire ?

Il existe un grand nombre de femmes employées comme secrétaires, infirmières et à divers points de vue, dans les hôpitaux, les dépôts, les infirmeries, les arsenaux, les poudreries, etc.

Très souvent les dentistes militaires nous ont demandé quels soins pouvaient leur être donnés et nous étions un peu embarrassé. Il nous semble, après réflexion, que cette question doit être solutionnée de la façon suivante :

Les cabinets dentaires de garnison ont, avant tout, été

créés pour le traitement des combattants et ils nous paraîtraient sortir tout à fait de leur but si on autorisait les dentistes militaires à donner des soins complets aux femmes employées par l'autorité militaire.

En effet, si l'Etat est forcé de soigner les soldats, les infirmiers, les secrétaires qui sont mobilisés et ne peuvent aller se faire soigner ailleurs, et s'il a la charge absolue de leur santé parce que cette santé est un capital utile à la Défense nationale, capital qui doit être conservé, vu que l'homme reste militaire, il n'en est pas de même pour les femmes, puisqu'on peut en trouver à volonté pour tenir les places indiquées ci-dessus ; l'autorité militaire n'a donc pas, à notre avis, l'obligation de donner des soins dentaires complets aux femmes qu'elle emploie.

Nous verrions aussi un inconvénient très sérieux si l'Etat entrait dans cette voie, c'est que, les femmes étant beaucoup plus coquettes que les hommes, ne mettraient pas du tout la même hésitation à venir se faire soigner dans les cabinets dentaires de garnison comme le font les soldats ; il en résulterait très rapidement, que les dentistes militaires, préférant certainement soigner de jeunes secrétaires, plutôt que de vieux territoriaux, les cabinets dentaires de garnison seraient envahis par des femmes, au détriment des combattants, des blessés et des malades, pour lesquels ils ont été créés ; de plus, comme les dentistes militaires se trouvent fréquemment seuls ou presque seuls, dans le cabinet d'opérations, ne peuvent pas être surveillés beaucoup par les médecins-chefs, il s'ensuivrait une série d'incidents dont le bien du service pourrait fortement se ressentir.

Nous pensons donc qu'il faut parer à ce danger en décidant d'une façon précise que « les femmes employées à un titre quelconque par l'autorité militaire, n'ont droit qu'aux soins d'urgence, c'est-à-dire extractions et pansements » ; on peut être certain que malgré cette limitation, il y aura quelques obturations.

3° *Traitement à effectuer dans les cabinets dentaires de garnison.*

D'après les dépêches ministérielles n°s 3386 3/7 et 8119 3/7, cette dernière datée du 9 juin 1916 ayant établi l'organisation générale des divers services de stomatologie dans les régions, les Cabinets dentaires de garnison sont réservés :

1° Aux nettoyages de la bouche qui devront être faits systématiquement avant toute opération ;

2° Aux obturations simples ;

3° Aux extractions ;

et cette dépêche ajoute : Il ne peut donc pas être fait d'autres opérations.

Le ministre n'a eu dans l'idée par ces prescriptions, que d'éviter une perte de temps considérable pour les soldats des dépôts ou en cours d'instruction militaire ; c'est pourquoi il a indiqué les opérations qui devaient être pratiquées, en définissant qu'on ne devait faire que les obturations des dents atteintes de carie non perforante (3° et 4° degré) ; mais il est bien entendu que si le dentiste militaire a du temps, comme il arrive souvent dans certaines formations dans lesquelles le nombre des blessés est très peu élevé, il ne lui sera certainement pas reproché de donner ses soins de la façon la plus complète à tous les militaires qui en ont besoin, si le service et l'instruction militaire n'en souffrent pas. Il ne faut donc pas prendre la dépêche ministérielle strictement à la lettre, mais en voir l'esprit qui peut se résumer en une devise : rendre le plus de services possibles aux soldats au point de vue dentaire, sans déranger le commandement auquel incombe la lourde mission de la Défense nationale.

Il va sans dire que les extractions seront pratiquées sous anesthésie locale, sauf s'il s'agit de racines branlantes, naturellement. On obtient facilement, quand on sait faire les demandes, les médicaments anesthésiques locaux : stovaïne, cocaïne, etc... nécessaires et nous tenons à insister sur ce point qui nous paraît avoir une grande importance.

La répugnance des soldats et du public à aller trouver le dentiste vient de ce qu'ils n'y viennent le plus souvent que pour se faire extraire une dent qui les torture. Ils ont souffert de la dent, souffert de l'extraction faite jadis sans anesthésie et malgré les promesses fallacieuses du praticien qui ont donné naissance à des proverbes connus, il leur reste donc une répulsion instinctive pour retourner, sans souffrir, en se souvenant de leur souffrance passée.

Beaucoup de soldats, des plus braves, préféreraient exposer leur vie que d'aller froidement, d'avance, chez un dentiste, sans y être forcés par la douleur ; le courage a plusieurs formes.

C'est donc une occasion précieuse pour le praticien de faire revenir le peuple sur cette idée profondément enracinée et de faire mentir le proverbe.

L'homme qui n'a pas souffert reviendra trouver le spécialiste sans appréhension.

La dépêche ministérielle du 9 juin 1916 interdit, à juste titre, pensons-nous, pour les militaires, l'anesthésie générale pour l'extraction des dents, même lorsqu'il s'agit d'extractions multiples, bien qu'on pourrait prétendre qu'en employant l'anesthésie générale, on aura plus vite terminé les extractions préliminaires à la confection des appareils de prothèse.

Nous savons fort bien que la loi de 1892 a accordé l'anesthésie générale aux chirurgiens-dentistes, mais nous pensons qu'ils auraient tort de réclamer cette faculté, étant donnée surtout l'importance des responsabilités.

Sans vouloir développer cette question, il est indiscutable que toute anesthésie générale fait courir un risque de mort pour X... milliers d'anesthésies et ce risque de mort ne doit pas être couru, dans l'intérêt même de la Défense nationale, même si on considère l'existence d'un soldat uniquement au point de vue du capital militaire que représente le combattant ; d'ailleurs le nombre des édentés qui attendent dans toutes les régions pour être munis d'appareils de prothèse réduit à néant l'argument du temps à gagner, même au prix d'un risque accepté par certains praticiens d'un cœur léger.

Il va sans dire que dans certains cas spéciaux et graves, le dentiste militaire pourra recourir à l'anesthésie générale, comme dans certains cas d'accidents de dent de sagesse, par exemple, mais il devra toujours se faire assister par un médecin, ce qui lui est d'autant plus facile qu'il est placé dans des formations sanitaires où se trouvent toujours des médecins.

Ainsi donc, dans notre pensée, le traitement doit être établi dans les conditions que nous avons définies plus haut, soit traitement d'urgence, soit traitement complet comprenant même les soins des caries perforantes infectées (caries du 4ᵉ degré), surtout lorsqu'il s'agit de grosses molaires qui peuvent être utiles en elles-mêmes au point de vue masticatoire et qui peuvent être utiles également d'une façon importante comme piliers pour des appareils de prothèse.

Il va sans dire que les précautions antiseptiques les plus minutieuses devront être prises dans les cabinets dentaires de garnison pour toutes les opérations de petite chirurgie. Les instruments comme les daviers par exemple, les précelles, les excavateurs, doivent passer à l'eau bouillante un certain temps, les solutions antiseptiques variées doivent être employées pour les lavages et on recommandera aux hommes de revenir si c'est possible pendant les quelques jours qui suivront les extractions multiples.

Donc, chaque fois qu'il sera possible, le chef de service du cabinet dentaire de garnison donnera des soins dentaires complets, mais en aucun cas, le service ni l'instruction militaires ne doivent en souffrir et le départ des hommes ne doit jamais être retardé pour des soins dentaires ;

4° *Examen et préparation de la bouche des édentés.*

Il rentre dans le rôle des chefs de service des cabinets dentaires de garnison, de s'occuper de la proposition d'attribution d'appareils de prothèse pour les édentés et de la préparation de leur bouche, dès qu'ils ont reçu l'autorisation du directeur du Service de santé de la région, après l'avis de l'adjoint technique de stomatologie de la région ; les extractions doivent être faites avec anesthésie locale et le plus rapidement possible, dans un délai de 10 jours au plus.

Il ne nous paraît pas entrer dans le cadre de ce rapport de définir les cas dans lesquels les hommes doivent être pourvus d'appareils de prothèse. Cette question que nous avions exposée jadis dans un rapport spécial au ministre, a été réglée par la dépêche ministérielle.

Nous faisons remarquer toutefois que le chef de service du cabinet dentaire de garnison doit, avant de faire une demande d'attribution d'appareil de prothèse, se rendre bien compte, non seulement de l'utilité, mais de la nécessité de l'appareil en question. Il doit, dans sa pensée, mettre en balance la perte de temps pour le soldat et la dépense à supporter par l'Etat, c'est-à-dire par nous tous, avec le service à rendre. Il ne s'agit pas de voir si l'appareil serait utile, mais s'il est nécessaire. Il faut absolument que le dentiste militaire se dégage des habitudes de son cabinet personnel, et ne considère pas les soldats comme des clients.

Nous voulons surtout attirer l'attention sur certains cas particuliers d'articulation basse, dans lesquels on rend parfois de mauvais services à pratiquer des extractions, parce que l'homme qui mastiquait encore suffisamment ses aliments sur les dents cariées ou racines restantes, ne pourra plus manger du tout jusqu'à la livraison de l'appareil de prothèse ; lorsque les extractions auront été faites, on sera forcé d'attendre un temps très considérable pour que la cicatrisation des gencives permette d'appliquer un appareil de prothèse à cause du peu d'élévation de l'articulation et de plus, l'appareil de prothèse ne fonctionnera peut-être jamais bien ; il y aurait souvent dans ce cas tout intérêt à laisser l'homme dans l'état où il se trouve, surtout si d'après son poids il est constaté que sa nutrition se fait d'une façon suffisante.

Préparation de la bouche. — La préparation de la bouche des édentés soulève une question très importante jugée d'une façon différente par les professionnels ; nous voulons parler de l'extraction des racines.

Il est certain qu'il y a des cas dans lesquels les racines sont très solides et on pourrait fort bien établir des appareils sur certaines racines et ainsi gagner du temps ; il faut se souvenir qu'en remontant à peu d'années, nous avons tous vu beaucoup de clients porteurs de racines multiples sur lesquelles étaient placés des appareils avec lesquels ils mastiquaient fort bien.

Les anciens dentistes ne faisaient pas autrement dans la plupart des cas, surtout, lorsque l'art dentaire était libre, avant la loi de 1892 et que beaucoup de mécaniciens-dentistes exerçaient, grâce à l'absence de toute réglementation. Mais, à notre avis, étant donné que la présence des racines dans la bouche est forcément une source d'infection buccale et par conséquent générale, étant donné que les soldats ne prennent souvent et ne peuvent prendre aucuns soins d'hygiène buccale élémentaire, retirer fréquemment leurs appareils, les laver, se rincer la bouche, étant donné également que les racines ont toujours une tendance à être expulsées des gencives et sont souvent cause de basculement des appareils, il nous paraît préférable de décider qu'en principe l'extraction des racines sera pratiquée avant l'appareillage.

Nous ajouterons qu'il y a toujours beaucoup d'hommes à appareiller en retard qui attendent leur tour ; par conséquent, l'argument du temps à gagner n'existe pas et on ne perd pas de temps à faire les extractions ; de plus, il est indiscutable, au point de vue mécanique, qu'un appareil qui porte à la fois sur la muqueuse gingivale, légèrement dépressible et d'autre part sur des racines qui présentent des points fixes solides et non dépressibles, portera toujours à faux et aura une tendance à se briser, comme une plaque qui reposerait sur un lit de sable, au niveau duquel seraient situés des pieux. Si cette plaque avait à supporter des pressions fortes ou des chocs, les pieux seuls recevraient la pression ou le choc et le sable se tasserait, d'où tiraillements perpétuels et finalement déchirure de la plaque, si elle n'est pas d'une épaisseur suffisante pour être très solide.

Nous pourrions dire enfin, que certains hommes ne présentent pas une bonne volonté énorme pour retourner au front et qu'ils arguent souvent de douleurs, de névralgies causées par leurs racines, lorsque l'appareil est posé, pour retarder leur départ, dire qu'ils ne peuvent porter l'appareil, ou se faire porter malades, d'autant plus qu'ils ne peuvent pas, comme nous l'avons dit, donner à leur bouche les soins d'hygiène même élémentaires pour éviter les accidents d'infection causés par les racines.

Nous concluerons donc en disant qu'en principe, l'extraction des racines doit être pratiquée préalablement à la pose des appareils de prothèse.

Fiches schématiques avant les extractions. — Les chefs de service des cabinets dentaires de garnison doivent, avant de pratiquer les extractions, faire soigneusement une fiche schématique indiquant, dès le premier examen, ainsi qu'il a été recommandé par la dépêche ministérielle, le nombre et la situation des racines à extraire; il arrive fort souvent en effet que le dentiste militaire se précipite pour faire des extractions multiples, sans avoir pris préalablement le soin de faire un double de la fiche complète qu'il doit envoyer à l'adjoint technique de stomatologie pour justifier sa demande d'attribution d'appareil de prothèse et il ne peut se rendre compte, au milieu de l'hémorragie consécutive à l'extraction, de l'existence de débris de racines qui sont plus ou moins recouverts de gencive ; aussi, lorsque le militaire arrive au centre d'édentés, un mois après pour être appareillé, on trouve, une, deux et même quatre ou cinq racines, ainsi que cela nous est arrivé, qui ont été oubliées par suite du manque d'attention. Dans ce cas, on a voulu aller vite et gagner du temps et le résultat est du temps perdu parce qu'il faut à ce moment pratiquer l'extraction des racines restantes et attendre à nouveau un certain temps pour que les gencives soient assez cicatrisées pour prendre les empreintes.

Nous ne saurions trop dire, en passant, combien nous déplorons qu'une circulaire ministérielle récente ait supprimé l'obligation des empreintes avant toute extraction, car les modèles fournissaient à l'adjoint technique un document témoin indiscutable et lui donnaient les renseignements nécessaires pour prendre une décision en connaissance de cause, mais nous ne voulons pas nous étendre sur cette question que nous avons traitée dans un autre rapport.

Temps d'attente. — Le temps nécessaire à la cicatrisation des gencives est naturellement variable suivant le nombre d'extractions. Il va sans dire que certaines gencives ne seront pas cicatrisées d'une façon suffisante au bout d'un mois 1/2 si l'on a été obligé de pratiquer des extractions nombreuses, tandis que 15 à 20 jours suffiront si l'on a eu qu'à pratiquer que quelques rares extractions ; il y a lieu de s'en tenir aux prescriptions de la dépêche ministérielle.

Nous pensons, de toute façon, qu'il est toujours inutile d'attendre un laps de temps supérieur à un mois 1/2. Nous sommes habitués à voir dans la clientèle civile des malades qui peuvent être munis d'appareils de prothèse soi-disant provisoires, avant que les gencives soient cicatrisées d'une façon suffisante et que les bords alvéolaires soient refermés complètement en forme de crête.

Or, nous avons constaté que dans beaucoup de cas, ces malades ont porté des appareils de prothèse leur rendant service, s'y sont habitués et nous les retrouvons souvent plusieurs mois ou plusieurs années après, toujours porteurs de leur appareil soi-disant provisoire ; la cicatrisation de leurs gencives est parfois guidée en quelque sorte par l'appareil lui-même qui avait fixé cette cicatrisation suivant la forme que présentaient les gencives au moment où il a été appliqué.

Nous ne parlerons pas de la question de l'état général du sujet, puisque la dépêche ministérielle indique très justement que la demande d'attribution d'appareil de prothèse doit être appuyée, validée en quelque sorte par quelques mots d'observations du médecin-chef de service ; lui seul, qui connait souvent ses hommes et qui est habitué à juger leur état général, peut savoir si cet appareil modifiera heureusement l'état général du militaire. Comme par exemple dans le cas où la dénutrition de l'homme est plutôt causée par une altération de la nutrition d'ordre général ou d'une diathèse quelconque que par l'état du système dentaire.

5° *Attribution des appareils de prothèse aux hommes du service auxiliaire.*

Si la conduite à tenir a été indiquée dans la dépêche du 9 juin 1916 au sujet des édentés du service armé, elle n'a pas été assez précisée ou tout au moins pas toujours bien comprise par les médecins des dépôts et les dentistes militaires au sujet des hommes du service auxiliaire, ainsi que nous avons pu le constater par les questions qui nous ont été fréquemment posées.

L'instruction dit textuellement :

« Aucun homme du service auxiliaire ne sera pourvu » d'appareil de prothèse dentaire, si ce n'est avec la certi» tude qu'il sera rendu apte au service armé par sa pro» thèse. Exception pourra être faite en faveur des hommes » du service auxiliaire non susceptibles de passer dans le » service armé et dont l'état général montre que leur nutri» tion est insuffisante ».

Il résulte de cette instruction un point précis, c'est que des appareils de prothèse dentaire peuvent être attribués à des hommes du service auxiliaire, en dénutrition marquée, même si ces hommes ne sont pas récupérables pour le service armé.

Quant à la question des auxiliaires peut-être récupérables, beaucoup de médecins de dépôts nous ont objecté qu'ils ne pouvaient pas savoir d'avance si un homme, presque édenté, de faible constitution, amaigri, souffrant de dyspepsie ou de gastrite, pourrait être sûrement récupéré pour le service armé par l'attribution d'un dentier et en conséquence, il y a lieu d'hésiter dans ce cas sur la conduite à tenir, et souvent ils n'osent pas, dans le doute, donner un avis favorable à la proposition d'appareil.

Voici ce que nous faisions à ce sujet :

Après avoir examiné les hommes du service auxiliaire et en avoir désigné un certain nombre comme édentés, le médecin du dépôt les examinait particulièrement, aidé par les indications du livret matricule et recherchait pour quelles raisons ils avaient été versés dans le service auxiliaire ; s'il s'agissait de suites de blessures de guerre, de hernies volumineuses, de cardiopathies, etc..., en un mot d'infirmités n'ayant rien à faire avec la nutrition générale, on déclarait que l'homme ne devait être appareillé, si toutefois il n'en avait pas besoin, même pour rester dans le service auxiliaire.

Si au contraire il s'agissait d'hommes qui avaient été placés dans le service auxiliaire, soit nettement pour mauvaise denture, soit pour faiblesse générale, pour musculature insuffisante, en un mot, pour une série d'euphémismes indiquant simplement une mauvaise nutrition si le médecin-major chef de service pensait que l'homme était susceptible, après avoir été appareillé, d'être récupéré et reversé dans le service armé, on donnait un avis favorable à l'attribution d'un appareil de prothèse.

Le cas était d'ailleurs très rare, comme il était logique de s'y attendre, après les multiples visites subies par les auxiliaires ; il nous paraît indiqué que ce n'est qu'au bout de 2 ou 3 mois que l'homme sera muni de l'appareil, qu'il rentrera dans les attributions du médecin-major chef de service de l'examiner de nouveau à fond et de voir si, grâce à cet appareil de prothèse, l'homme a repris du poids, des muscles, se nourrit mieux et est susceptible d'être versé dans le service armé, sans que le médecin-major puisse être incriminé de ce fait, puisqu'il ne peut pas savoir, au moment de sa décision, comment l'homme sera trois mois après.

Il nous paraît préférable en effet de risquer de faire un appareil qu'on ne peut même pas qualifier d'inutile, puisqu'il rendra service au militaire auquel il aura été attribué, plutôt que de risquer, en réclamant une précision qu'on ne peut donner sur l'avenir, de perdre un homme pour le service armé.

Nous pensons donc qu'il serait utile de préciser ce point en donnant les indications suivantes qui sont nos conclusions sur ce point :

Des appareils de prothèse dentaire pourront, comme il a été dit dans l'instruction 8119 3/7, être attribués à des hommes du service auxiliaire, considérés par les médecins-majors chefs de service comme pouvant être rendus aptes au service armé par l'appareil de prothèse.

Ces hommes seront présentés devant une Commission de réforme dans les 3 mois suivants, si les médecins-majors chefs de service jugent que leur état général s'est suffisamment amélioré grâce à l'appareil.

L'instruction 8119 3/7 dit que les hommes ayant dépassé l'âge de 45 ans ne seront pas munis, jusqu'à nouvel ordre, d'appareils de prothèse dentaire. Cette décision avait été prise parce que les hommes de cet âge ne sont pas, en principe, appelés à partir au front ; mais dans certains cas des hommes ayant cet âge ou l'ayant dépassé ont été cependant appelés à partir ; un certain nombre ont même été renvoyés dans l'intérieur pour insuffisance dentaire.

Il nous paraît donc indiqué de décider que les hommes ayant dépassé l'âge de 45 ans pourront être munis d'appareils s'ils présentent une note du médecin-chef de service de leur formation indiquant qu'ils sont appelés à partir au front.

6° *Hygiène dentaire et prophylaxie des édentés.*

Nous n'étonnerons personne en disant que le soldat français a une hygiène dentaire déplorable ou plutôt manque totalement des notions les plus élementaires sur la nécessité du brossage des dents, du rinçage de la bouche, etc... ;

nous ne pensons pas qu'il y en ait en moyenne un sur dix qui se brosse les dents et deux sur cent qui se soignent à peu près la bouche et vont chez le dentiste pour autre chose qu'une extraction urgente.

Il appartiendra aux chefs de service des cabinets dentaires de garnison de montrer, chaque fois qu'ils le pourront, aux hommes qui viennent les consulter, la nécessité du brossage des dents au savon, le retentissement que peut avoir le mauvais état de la bouche et du système dentaire, non seulement sur la mastication et la nutrition, mais sur l'état général également. Il prêchera neuf fois sur dix dans le désert, mais s'il réussit une fois, ce sera déjà un résultat.

Il est certain que l'homme au front ne peut, pendant son séjour dans les tranchées ou pendant qu'il se bat, songer à s'occuper de donner à ses dents les soins même élémentaires qui seraient utiles ; des préoccupations plus importantes fixant son attention et il lui manque d'ailleurs les choses essentielles à ce sujet. Il pourrait toutefois s'en occuper lorsqu'il est au repos ou dans les dépôts de l'intérieur, mais c'est l'éducation première qui manque, l'habitude prise dès le jeune âge qui crée le besoin du brossage des dents ; c'est pourquoi les dentistes militaires devront, en toute occasion, s'efforcer de leur faire prendre cette habitude ; ils devront aussi, comme nous l'avons déjà dit, instituer chaque fois qu'il sera possible, le traitement de conservation afin d'éviter de laisser grossir le flot des édentés qui monte de jour en jour, quels que soient les efforts des divers centres, pour placer des appareils de prothèse.

Nous avons eu souvent l'occasion de voir revenir du front dans l'intérieur, des formations représentant un nombre d'hommes important et l'examen de la bouche de ces hommes, qui se battent depuis deux ans, ont une nourriture surtout carnée et n'ont pu soigner leurs dents, montrait qu'un cinquième environ étaient munis d'une façon incomplète ou totalement insuffisante au point de vue dentaire.

Cet état de choses tenait certainement pour une partie à

la situation dans laquelle ces hommes avaient été placés, situation qui les avait empêchés de prendre soin de leurs dents, mais elle tenait aussi à l'absence complète de toute éducation, de toute habitude d'hygiène dentaire et nous pensons que de grands efforts doivent être faits dans ce sens.

Certes, depuis deux années, nous avons vu que les congrès dentaires nationaux et internationaux comprenaient des sections d'hygiène dentaire et mettaient à l'ordre du jour l'hygiène scolaire, l'hygiène dentaire des agglomérations, etc. Quelques-uns de nos confrères des diverses parties du monde s'étaient attelés à cette tâche et ont fait de louables efforts pour s'efforcer d'intéresser à ces questions les professionnels et le public.

Nous avouons qu'ils nous paraissaient un peu des utopistes, comme les pacifistes par exemple et nous ne nous intéressions pas vivement à ces questions qui nous paraissaient un peu secondaires, banales, peu scientifiques, peu techniques et se terminaient souvent par des vœux sur l'utilité des brosses à dents ou de tels ou tels dentifrices.

La vue de toutes ces bouches malpropres, de tous ces accidents d'infection de la bouche causés par le manque d'hygiène, de ces stomatites multiples, de ces bouches rongées par la carie ou la pyorrhée à un âge encore jeune, nous a fait toucher du doigt notre erreur et nous pensons que nous devons tous nous réunir, médecins et dentistes, pour donner à cette branche de l'hygiène générale, l'importance qu'elle doit avoir.

Il faudrait que ce que nous avons tous vu, serve d'enseignement pour l'avenir et que tous les professionnels, assistés des médecins et des personnalités diverses qui pourront nous aider, aident, patronnent, subventionnent les comités d'hygiène dentaire.

Il faudrait que tous se réunissent dans de grandes sociétés créées en dehors de toute politique professionnelle pour tenter de faire pénétrer ces idées d'hygiène dentaire élémentaire, surtout parmi les jeunes et en donnant un effort d'autant plus intense qu'on s'adressera à des gens plus jeunes, c'est-à-dire pendant la guerre parmi les jeunes classes et pendant la paix sur les bancs de l'école, dès le plus jeune âge.

Il faut arriver à ce que l'hygiène dentaire soit sérieusement enseignée dans les écoles, dans les lycées et soit forcée, obligatoire et contrôlée pour les jeunes soldats.

De même que nous avons fait des revues d'étentés, il faudra arriver à faire des revues de bouche comme on fait au régiment des revues d'autres organes ; il faut arriver à ce que l'homme soit forcé d'avoir la bouche propre et à ce que les caries soient soignées dès le plus jeune âge jusques et pendant le service militaire, ce qui pourra précisément se faire grâce aux cabinets dentaires de garnison, en temps de paix.

Mais nous devons nous demander s'il n'y aurait pas des mesures immédiates à prendre pour lutter, dès maintenant, contre cette absence de tous soins que nous avons constatée chez les soldats de tous les âges dans nos révisions multiples ?

Une circulaire toute récente qui prescrit de munir de brosses à dents les hommes atteints de syphilis pour maintenir en bon état leur muqueuse buccale, nous fait penser qu'une première mesure nous paraîtrait tout indiquée ; ce serait de permettre d'une façon précise, courante, aux chefs de service des cabinets dentaires de garnison, de remettre une brosse à dents aux consultants assez intelligents et comprenant l'utilité de l'hygiène dentaire. Il ne faut pas que le soldat français soit forcé de contracter la syphilis pour avoir droit à une brosse à dents gratuite ; on pourrait également leur remettre une notice très courte pour attirer leur attention sur l'utilité de l'hygiène dentaire, comme partie de l'hygiène générale ; de cette façon, ils pourraient prendre les soins élémentaires de nettoyage de la bouche par des brossages au savon sans lesquels les caries dentaires et la pyorrhée continueraient leur marche néfaste et feraient rapidement de ces hommes des édentés. Leur exemple servirait pour les autres, les sentiments de propreté étant aussi contagieux que les autres ; pour notre part, nous donnions toujours, dans notre région, des brosses à dents que nous fournissions nous-mêmes aux malades ou blessés qui semblaient attacher une certaine attention aux soins dentaires. Ces brosses ne seraient jamais achetées sur place, mais seraient fournies par le magasin central du Service de santé qui pourrait obtenir un prix minime en les achetant par dizaines de mille ; il serait d'ailleurs indiqué d'organiser une fabrique de brosses à dents par les soins de l'autorité militaire même, qui utiliserait ainsi les aveugles qui sont souvent employés pour les travaux de brosserie.

Le soldat qui recevrait la brosse à dents signerait pour donner décharge sur un livre spécial qui contiendrait toutes les indications militaires le concernant.

Ne serait-il pas possible aussi, d'arriver à remettre à chaque soldat de la classe 1918 qui sera bientôt levée, une brosse à dents avec une notice très claire et très courte montrant à chacun de ces jeunes gens la nécessité de se nettoyer la bouche comme toute autre région du corps, ce que la plupart ignorent ?

Si l'Etat ne pouvait le faire il ne s'agirait que de réunir une somme de quelques dizaines de mille francs pour arriver à ce résultat ; en même temps on demanderait au ministre d'enjoindre à tous les médecins des dépôts ou des camps d'instruction, de passer, de concert avec les dentistes militaires, une revue rapide de la bouche au moment de l'incorporation des jeunes soldats, pour pratiquer l'extraction des racines infectées. Des conférences leur seraient faites à ce sujet par l'adjoint technique de stomatologie ou par les dentistes militaires.

Combien d'œuvres voyons-nous se fonder et vivre depuis le début de la guerre, dans un sentiment généreux, qui sont moins intéressantes et rendront moins de service que l'œuvre de la brosse à dents du soldat, en ne nous adressant qu'aux plus jeunes, pour commencer ?

Que de journées d'hôpital, que d'angines et que d'accidents d'infection seraient évités ainsi !

7° *Traitement des officiers.*

L'instruction ministérielle spécifie qu'une seule matinée par semaine doit être réservée aux officiers.

S'il était utile d'indiquer cette restriction, non pas au point de vue limitatif absolu, c'est parce qu'on avait constaté que certains cabinets dentaires étaient pour ainsi dire encombrés par quelques officiers restés à l'intérieur à cause de leur inaptitude ou de leur âge avancé. Ils profitaient de l'existence des cabinets dentaires de garnison pour se faire mettre la bouche en état et prendre une très grande partie du temps des dentistes militaires, au détriment, pour ainsi dire, des soins à donner aux combattants et aux blessés ou malades hospitalisés, mais il va sans dire que cette restriction n'a jamais été faite pour les officiers combattants ou malades ou blessés.

Nous pensons naturellement que les officiers doivent, plus que les autres, être en bon état de santé et qu'on doit prendre toutes les précautions pour les soigner le mieux possible, étant donné qu'en dehors des fatigues physiques qu'ils ont comme les hommes, ils ont, en plus, des préoccupations morales que n'ont pas ces derniers. En conséquence, ils ne doivent pas, encore plus que les hommes, risquer de ne pas posséder la plénitude de leurs moyens physiques et psychiques, à cause des graves conséquences que pourraient avoir la diminution des uns et des autres ; mais cette limitation a été établie pour éviter les abus.

Nous avons vu en effet dans certains cas des officiers qui sont très au courant de toutes les circulaires, réclamer des soins, non seulement pour eux, mais pour leur femme et leurs enfants, en arguant d'une circulaire du 8 mai 1909 située dans le volume 83, circulaire qui fixe des prix, insignifiants d'ailleurs, pour les obturations et les extractions pour le service du Val-de-Grâce ; si cette circulaire n'avait pas, à notre avis, sa raison d'être, même en temps de paix, elle ne doit à aucun prix subsister, en temps de guerre, comme étant en vigueur.

Il va sans dire que, dans notre esprit, si un officier atteint, par exemple de carie perforante avec pulpe à découvert, vient demander ses soins à un chef de Cabinet dentaire de garnison, celui-ci doit faire tous ses efforts pour lui donner ses soins les plus attentifs et les plus complets ; il serait, par exemple, ridicule que celui-ci argue de la limitation à une matinée par semaine, pour dire à cet officier qu'il n'a pas le droit de lui changer un pansement avant la semaine suivante.

Nous ne parlerons pas de l'allocation des dentiers aux officiers, prévue par la circulaire n° 4317 3/7 du 28 mars 1916.

Nous concluerons donc de la façon suivante :

Les officiers blessés ou malades ont droit aux soins dentaires complets ; ils pourront recevoir ces soins dans les Cabinets dentaires de garnison, en dehors de la matinée par semaine fixée par l'instruction du 9 juin 1916, si le temps nécessaire pour les soins dentaires des hommes le permet.

DEUXIÈME PARTIE

ORGANISATION DES CABINETS DENTAIRES DE GARNISON

1° Siège du Cabinet dentaire.

L'instruction relative aux dentistes militaires du 27 février 1916 indique à l'article 7, paragraphe B, que la répartition générale des dentistes militaires est fixée de la façon suivante à l'intérieur :

Un dentiste dans chaque localité où existe un dépôt de corps de troupe, avec rattachement à l'Hôpital militaire, ou à son défaut, dans la plus importante des formations sanitaires.

Un dentiste dans les Camps d'instruction.

Il résulte de là, que les Cabinets dentaires de garnison

doivent être placés dans les hôpitaux militaires lorsqu'il en existe, dans les hospices mixtes, lorsqu'il n'existe pas d'hôpital militaire et dans les hôpitaux complémentaires, dans les Places qui ne possèdent ni hôpital militaire, ni hospice mixte.

Comme il n'y a que les grandes villes qui possèdent un hôpital militaire, il est tout naturel qu'un Cabinet dentaire soit installé avec tous les derniers perfectionnements dans les locaux de l'hôpital militaire, s'il en existe un, puisqu'il s'agira toujours dans ce cas d'un Centre de garnison important et qu'il y aura un nombre considérable d'hommes à soigner.

Dans les villes d'importance moindre qui possèdent un hospice mixte destiné à soigner aussi bien les civils que les militaires, il est tout naturel de choisir cet établissement pour y installer le Cabinet dentaire de garnison, puisque la guerre terminée, les cabinets dentaires de garnison qui seront certainement tenus par des dentistes ayant terminé leurs études, pourront rendre service aussi bien à la population civile qu'à la population militaire.

Malheureusement cette question n'est pas bien comprise par beaucoup d'hospices mixtes ; ces hospices mixtes sont en général dirigés par une Commission administrative composée de gens parfaitement honnêtes et consciencieux, mais le plus souvent âgés, timorés et craintifs, ayant peur de toute chose nouvelle, navrés de voir déranger leurs petites habitudes par l'intrusion de l'autorité militaire dans leurs locaux ; ils ont peur de la responsabilité, peur également et surtout d'engager les deniers de l'Administration et ils pensent que l'organisme constitué par les cabinets dentaires de garnison serait pour eux une complication grave ; aussi prennent-ils fréquemment tous les prétextes pour refuser d'accorder un local pour y installer le cabinet dentaire de garnison et font-ils des difficultés formidables pour permettre d'installer un bec de gaz ou un tuyau d'eau.

Il serait à désirer que le Service de santé soit aidé par la bonne volonté de ces Administrateurs, au lieu de voir entraver son action et que le ministre de l'Intérieur dont, croyons-nous, relèvent les questions d'assistance, apporte également son aide dans ce but à son collègue de la Guerre.

Nous nous contenterons de signaler cette requête aux pouvoirs publics pour qu'on fasse comprendre aux administrateurs des hospices mixtes, qu'ils devraient d'eux-mêmes offrir leurs locaux, au lieu de les discuter âprement, d'une façon étroite, pour l'installation des cabinets dentaires de garnison, puisque ces installations persisteront après la guerre, pour le plus grand bien des malades civils, comme des malades ou blessés militaires.

Dans les localités où il n'existe ni hôpital militaire, ni hospice mixte, nous pensons que le siège du cabinet dentaire de garnison est plutôt indiqué dans un hôpital complémentaire que dans les infirmeries régimentaires conformément à la dépêche ministérielle qui dit de les installer dans la plus importante des formations sanitaires ; il ne faut pas oublier que les infirmeries régimentaires font partie des casernes et relèvent directement du Commandement en général, tandis que les hôpitaux complémentaires relèvent du Service de santé.

Or, les médecins et par conséquent aussi les dentistes, ont tout intérêt à s'adresser au Service de santé et non au Commandement qui comprend plus ou moins suivant les personnes, l'utilité des gens et des choses et ne voit parfois en nous que gêne et embarras ; nous nous sommes fait une règle basée sur la logique et la pratique militaire, de n'avoir des relations, autant que possible, qu'avec le Service de santé dont nous faisons partie, qui comprend notre utilité et nos demandes et de ne correspondre avec le Commandement que dans des cas absolument obligatoires.

Nous pensons donc qu'on doit éviter d'installer les cabinets dentaires de garnison dans les infirmeries régimentaires et qu'il est toujours préférable d'installer ces cabinets dentaires dans un hôpital complémentaire, à défaut d'hôpital militaire ou d'hospice mixte.

Lorsque la guerre sera finie et qu'on proposera aux hospices mixtes un matériel tout installé, il est probable que les esprits des administrateurs s'ouvriront et qu'ils ne refuseront pas le cadeau, comme ils le font souvent actuellement, pensant qu'il ne s'agit pas actuellement d'un présent mais d'une charge et d'une complication.

Il va sans dire que si l'on peut organiser dans un hôpital militaire ou dans un hospice mixte le cabinet dentaire de garnison dans les conditions les plus complètes d'installation, avec eau, gaz, électricité, appareils scellés dans le mur, etc..., il est indiqué de ne faire dans les hôpitaux complémentaires qu'une installation tout à fait rudimentaire au point de vue surtout des scellements dans les murs et des dégradations qu'il faudra remettre en état lorsqu'on rendra ces locaux à leur destination primitive.

2° Personnel des cabinets dentaires de garnison.

L'instruction 8119 3/7 du 9 juin 1916 dit qu'à chaque cabinet dentaire de garnison sera affecté un médecin stomatologiste ou à son défaut un adjudant-dentiste qui pourra être assisté d'un nombre variable de chirurgiens-dentistes gradés ou non, suivant les besoins et sur la proposition de l'adjoint technique de Stomatologie.

Dans le rapport que nous avions adressé au Ministre au sujet de l'organisation du service dentaire dans les régions, nous n'avions pas du tout indiqué que le personnel devait être ainsi composé. Nous pensons en effet que les cabinets dentaires de garnison doivent être confiés en principe aux dentistes militaires ; l'expression d'adjudant-dentiste paraît impropre puisque le titre de dentiste militaire est le titre véritable institué par le décret du 26 février 1916.

Il serait illogique, à notre avis, à l'heure où le corps médical a un si noble et si grand rôle à jouer et à l'heure où les pertes si cruelles qu'il a subies font que chaque médecin représente un capital très important pour le traitement général des blessés et des malades, de décider qu'en principe les cabinets dentaires de garnison doivent être dirigés par un médecin.

Le dentiste militaire, c'est-à-dire le chirurgien-dentiste est tout indiqué pour cette place et il remplira parfaitement les fonctions de chef de service d'un cabinet dentaire de garnison.

Nous n'avons toutefois pas non plus l'intention de dire qu'aucun médecin stomatologiste ne devra être employé à ce titre ; il est certain que s'il s'agit de médecins qui depuis de nombreuses années n'ont pas exercé la médecine ou ne l'ont jamais exercée et se sont toujours occupés de stomatologie, ces médecins ne pourraient rendre que des services bien restreints pour les traitements médicaux et chirurgicaux en général et il est indiqué dans ce cas de les utiliser dans les diverses services de chirurgie et prothèse maxillo-faciale ou dans les cabinets dentaires de garnison de places importantes.

C'est ainsi que bien des médecins qui ont fait leurs études médicales rapidement, uniquement dans le but d'exercer l'art dentaire, qui ont suivi les cours d'Ecoles dentaires ou d'Ecoles de stomatologie, pourront être judicieusement utilisés pour les services de stomatologie, tandis qu'ils n'apporteraient qu'une collaboration insignifiante aux services de médecine générale ; mais ce que nous désirons fixer sans qu'on puisse dire que notre phrase dépasse notre pensée, c'est que les cabinets dentaires de garnison doivent être tenus, en principe, par les dentistes militaires ; c'est leur raison d'être ; c'est dans ce but qu'on leur a donné un grade et qu'on les a retirés des rangs des combattants pour faire appel à leur concours. Nous pensons également, pour en finir avec la question des médecins spécialisés, qu'on doit entendre par cette appellation les médecins qui ont suivi des études dentaires ou des cours de stomatologie pendant la durée normale de la scolarité, ou qui sont spécialisés depuis au moins 5 ans.

Nous avons vu de près, en circulant dans diverses régions, que certains médecins de campagne qui, à l'occasion, arrachaient les dents et prenaient quelques empreintes qu'ils envoyaient à des façonniers pour faire des appareils dans des conditions lamentables, cherchaient en quelque sorte à s'embusquer dans les services de stomatologie en s'indiquant comme spécialistes, de même que certains jeunes médecins qui avaient appris chez l'un ou chez l'autre de leurs confrères pendant quelque temps seulement les premières notions de stomatologie et avaient commencé à exercer quelques mois avant la guerre.

Nous pensons que notre avis sera partagé non seulement par les dentistes militaires, mais par tous les médecins stomatologistes sérieux ayant conscience de la somme de connaissances que doit posséder le stomatologiste et du temps nécessaire pour avoir acquis un peu d'expérience, ce que nous évaluons à un minimum de 5 années, lorsque les médecins n'ont pas fait une scolarité complète.

Les chefs de service des cabinets dentaires de garnison doivent être, en principe, des dentistes militaires.

Tous ceux qui ont circulé dans les régions depuis le début de la guerre ont vu naître une floraison de spécialistes, non seulement au point de vue dentaire, mais au point de vue radiographie, de physiothérapie, de mécanothérapie, de kinesithérapie, etc...

Le Service de santé, dans un but très louable, a donné une importance considérable aux spécialistes et aux spécialités ; mais il faut éviter que les soldats soient les victimes de la spécialisation et qu'ils finissent par être soignés pour des spécialités par des médecins connaissant strictement les éléments de médecine générale qui leur ont servi pour passer leurs examens de doctorat.

Nous espérons, en exprimant cette opinion, ne pas émettre d'idées subversives pouvant donner lieu à des discussions de privilèges ; nous ne voudrions à aucun prix détruire l'union sacrée que nous admirons aujourd'hui. La guerre a amené la paix — dans notre spécialité ; — nous espérons profondément qu'il ne s'agit pas que d'un armistice et nous serions très désireux de voir se continuer la même situation pendant la paix réelle, pour le plus grand bien de la stomatologie et de l'art dentaire en général ; nous n'avons en tout cas, en exprimant cette idée, qu'un seul but : c'est celui de chercher à ce que chacun soit affecté suivant sa véritable place. *the right man in right place*, comme disent nos alliés ; c'est seulement ainsi que chacun pourra rendre le maximum de services possible, dans l'intérêt des soldats dont l'existence et la santé sont actuellement autrement intéressantes que quelques rivalités de privilèges qui, tous les jours, tendent à disparaître.

3° *Secrétariat.*

Nous nous garderons d'insister sur les pièces qu'il est nécessaire d'établir, à notre avis, dans les cabinets dentaires de garnison, étant donné que le mot d'ordre est de supprimer la paperasserie inutile.

Nous défendrons cependant le plus possible l'utilité des pièces qui ont été indiquées comme réglementaires et nécessaires, par la dépêche du 9 juin 1916, puisque l'établissement de ces diverses pièces a été décidé par cette circulaire à la suite du rapport que nous avions adressé au Ministre.

Si cette sorte de réglementation des services de stomatologie a été bien accueillie par la plupart des dentistes militaires, heureux d'être enfin fixés sur leur rôle et sur ce qu'ils devaient faire, nous ne nous faisons pas d'illusions sur la défaveur avec laquelle ces règlements ont été accueillis par certains et s'il avait pu nous en rester quelques-unes, elles auraient été vite dissipées ; en effet, un certain nombre de nos confrères et de nos élèves, qui ne savaient pas que nous avions contribué à cette organisation, nous ont écrit de divers côtés avec la plus grande franchise, pour les critiquer avec une certaine âpreté ; ces critiques, d'ailleurs, ne nous ont pas fait changer d'idée.

Nous pensons qu'il est absolument nécessaire d'établir une fiche, non pas, si l'on veut, pour tout homme qui vient consulter, car il serait illogique de passer son temps, si on a 40 consultants à une consultation, à faire les fiches complètes de ces hommes qu'on n'aurait pas le temps de soigner, mais pour tous les hommes qui viennent suivre un traitement régulier.

Il va sans dire que si un militaire vient uniquement, de passage, pour se faire extraire une dent et s'il ne doit pas revenir, on peut se dispenser d'établir une fiche pour lui ; il n'y a qu'à lui enlever sa dent avec anesthésie locale et à le renvoyer après l'avoir inscrit sur le livre journalier.

Mais d'autre part, il nous paraît absolument nécessaire d'établir des fiches schématiques, en plaçant le schéma comme on le préférera, soit avec des lignes droites ou courbes, suivant les habitudes de chacun et suivant la facilité que l'on a de se procurer tel ou tel schéma, pour les militaires auxquels on fait un traitement suivi, ou pour la préparation de la bouche des édentés ; nous avons vu que dans ce dernier cas, il est tout à fait utile d'établir des fiches pour ne pas risquer d'oublier certaines racines ; pour les militaires blessés ou malades des hôpitaux, récupérables pour le service armé et dont on doit faire le traitement complet, il nous paraît impossible de procéder d'une façon méthodique, sans commencer par établir, avant toutes choses, ces fiches schématiques, comme nous le faisons ou devons tous le faire dans la clientèle privée.

Si l'on a pris un schéma dans lequel les dents de chaque mâchoire sont représentées par une ligne horizontale, il y aura lieu d'indiquer schématiquement en dessous de la ligne représentée, les opérations à faire et d'indiquer au-dessus les opérations exécutées ; si c'est un schéma par demi-cercle, on pourra mettre en dedans de la courbe les opérations à faire et en dehors celles qui sont terminées ; de cette façon, non seulement l'opérateur peut se rendre compte à la vue de la fiche de ce qui a été fait et de ce qui reste à faire, mais aussi un inspecteur quelconque, adjoint technique de stomatologie ou autre, peut se rendre compte du travail restant à faire dans la bouche de tel sujet et du travail qui a été exécuté jusque là par le dentiste militaire ; c'est une habitude à prendre dont on se trouve bien.

Mentionnons en passant que ces fiches signalétiques conservées dans les cabinets dentaires de garnison, non seulement justifient le travail exécuté, mais justifient aussi le nombre de visites qu'aura faites le soldat au cabinet dentaire de garnison ; elles peuvent aussi avoir une utilité importante pour l'identification des sujets. Nul n'ignore qu'on a pu identifier certains sujets et cadavres, grâce aux fiches schématiques établies par le dentiste qui les avait soignés et cela nous est arrivé à nous-même pendant la guerre pour un officier, comme cela a dû arriver, ou arrivera certainement à beaucoup de confrères.

Le livre journalier nous paraît également d'une nécessité absolue et il nous semble impossible de surveiller le travail exécuté dans les cabinets dentaires de garnison, s'il ne reste pas une trace précise de la nature des opérations qui y ont été pratiquées.

Il n'y a que ceux qui n'ont pas beaucoup de tendance à travailler, qui pourraient, à notre avis, critiquer l'utilité du livre journalier, parce qu'il permet de se rendre compte de leur travail, mais ils ne sont pas intéressants.

En dehors de cette raison principale de justification du travail exécuté, le livre journalier a aussi une importance considérable au point de vue de la surveillance des hommes qui sont dans les dépôts ou dans les camps d'instruction et qui sont enchantés de profiter de l'excuse de la visite au dentiste, pour dire qu'ils veulent se faire soigner, et se dégager pendant quelques heures, grâce à ce prétexte, de leurs obligations militaires.

Les confrères qui ont eu à soigner les élèves-officiers des écoles militaires, savent fort bien que ces jeunes gens étaient enchantés de l'occasion que le traitement dentaire leur offrait, d'allonger leur sortie ; il ne faut donc pas s'étonner que les hommes tâchent d'en faire autant.

L'utilité de ce livre journalier est donc nécessaire au point de vue de la justification du travail du dentiste militaire, de la constatation de la réalité des visites effectuées par les militaires ; on peut, grâce à lui, répondre d'une façon précise à nos enquêtes du commandement, établir des statistiques et justifier de l'utilité de la fonction.

Lorsque nous circulons dans les régions pour visiter les cabinets dentaires de garnison, nous examinons toujours ce livre journalier et nous nous rendons compte immédiatement du travail exécuté, bien plus que par le rpppport décadaire, étant donné que le dentiste militaire pourrait travailler intensément pendant 3 ou 4 jours, et ne pas faire grand chose pendant les 4 ou 6 autres jours, tandis qu'il est indiqué à l'heure actuelle d'exiger le maximum d'efforts quotidiens.

Le soin avec lequel le livre est tenu, donne aussi fréquemment des renseignements immédiats très utiles sur l'ordre et la méthode du chef de service du cabinet dentaire de garnison.

Les rapports décadaires nous paraissent également une nécessité, c'est la seule façon pour l'adjoint technique et pour le directeur du Service de santé, de se rendre compte du travail effectué, en bloc.

Il faut, en effet, se rendre compte que l'adjoint technique qui dirige et contrôle le travail effectué dans le centre d'édentés régional, le cabinet de garnison du chef-lieu militaire de la région et les différents cabinets dentaires de garnison, en un mot, tout le travail effectué dans les divers services de stomatologie de la région dont il a la responsabilité, ne peut pas circuler sans arrêt dans la région et il est nécessaire qu'il soit renseigné sur le travail exécuté dans telle ou telle formation, pour pouvoir proposer au directeur du Service de santé les mutations assez fréquemment indiquées pour le bien du service. C'est ainsi que si une formation qui comprenait à un moment donné 3 à 400 blessés, n'en reçoit plus de nouveaux pendant un certain temps, elle voit descendre son chiffre d'hospitalisés et arrive enfin à un chiffre infime de blessés en cours que le dentiste militaire a eu tout le temps de soigner longuement ; il est donc indiqué de proposer au directeur du Service de santé de déplacer ce dentiste militaire pour l'affecter à une place ayant reçu récemment un détachement important de blessés ou bien pour l'adjoindre à un de ses collègues qui a un travail considérable à effectuer comme dans une garnison importante ou à l'arrivée d'une jeune classe, d'ajournés ou de récupérés, ou encore au retour d'un détachement notable de soldats évacués sur cette garnison pour une raison ou pour une autre.

L'adjoint technique ne peut organiser son travail d'une façon méthodique et équilibrée que s'il a les renseignements fournis par le rapport décadaire.

Nous pensons que le rapport mensuel ne fournirait pas des renseignements assez précis et que le dentiste militaire pourrait travailler beaucoup pendant une semaine, présenter un rapport mensuel avec beaucoup d'opérations et ne faire presque rien le reste du temps.

Les dentistes militaires sont chefs de service ; ils s'occupent d'une question technique particulière et leur travail ne peut être facilement apprécié ni jugé, soit au point de vue technique, soit au point de vue intrinsèque par le médecin-chef de place ou le médecin-chef de l'hôpital dans lequel ils sont placés ; ils ne peuvent donc être surveillés en réalité au point de vue technique, professionnel, que par l'adjoint technique qui a, pensons-nous absolument besoin de ces rapports décadaires pour équilibrer le fonctionnement de son service en général.

4° *Correspondance.*

La correspondance nécessaire au fonctionnement du cabinet dentaire de garnison doit être réduite à son minimum ; mais il y a cependant des lettres qui sont inévitables ; c'est ainsi que le dentiste militaire doit répondre assez souvent à des demandes du commandement, s'enquérant de la date à laquelle tel homme pourra partir, s'enquérant de la réalité ou non des visites indiquées, dans le cas où il n'existe pas un livre spécial pour les soins dentaires de ce régiment, ce qui est préférable à tout.

Le dentiste militaire doit aussi correspondre assez fréquemment avec le médecin-chef de la formation dans laquelle il se trouve et avec le médecin-chef de la place dans laquelle il est affecté, pour des raisons multiples relatives au service en général. Il doit correspondre aussi avec l'adjoint technique pour lui soumettre les cas qui l'embarrassent, lui demander parfois ce qu'il doit faire dans certains cas d'hémophilie, d'ostéites, de fistules et d'un certain nombre de cas d'étiologie obscure pour lesquels il est utile de lui demander son avis.

On a omis de noter dans l'instruction que toutes les lettres devaient être indiquées sur un registre dit de correspondance, afin que le chef de service garde trace des diverses lettres nécessitées par le service.

Toutefois, la partie principale de la correspondance comprend les demandes d'attribution d'appareils de prothèse définies par l'instruction du 9 juin 1916 pour lesquelles existe des imprimés préparés et dont chaque partie a été très étudiée.

Lorsque le fonctionnement des demandes d'attribution d'appareils de prothèse se passe normalement, l'autorisation doit arriver 24 ou 48 heures après l'envoi de la demande d'attribution ; le dentiste militaire doit avoir fait les extractions dans un délai d'une dizaine de jours environ, prévenir à ce moment l'adjoint technique de la terminaison des extractions, le prévenir également lorsque les gencives sont cicatrisées d'une façon suffisante pour permettre l'application de l'appareil de prothèse, c'est-à-dire au bout d'un temps variable de 20 jours à 1 mois 1/2.

Dans ces conditions, l'adjoint technique n'a, pour faire marcher son service, qu'à noter ou faire noter sur des fiches correspondant à chaque édenté en instance d'appareillage, la date de l'autorisation, la date de la fin des extractions, la date à laquelle la cicatrisation est terminée et s'il ne reçoit pas ces indications en temps normal, il doit demander au dentiste militaire des explications à ce sujet.

Nous avons constaté, dans la région que nous avons dirigée pendant un certain temps, que cette organisation était viable et fonctionnait d'une façon parfaite au sujet des demandes d'attribution d'appareils de prothèse.

Il nous paraît nécessaire qu'il soit tenu, dans chaque cabinet dentaire de garnison, un livre au sujet des édentés qui en dépendent, indiquant les dates des diverses opérations préliminaires à l'appareillage, (demande d'autorisation, réception de ladite demande, fin des extractions, cicatrisation gingivale, avec les renseignements permettant d'identifier l'homme au point de vue militaire).

Ce livre serait très utile, non seulement pour éviter d'oublier un homme en instance d'appareillage, mais aussi pour le chef de service qui pourrait, livre à la main, prouver au besoin, qu'il n'est pas fautif au sujet de retards qu'on pourrait lui imputer.

Nous proposons le modèle ci-joint :

NOMS et PRÉNOMS	Numéro matricule	Régiment et Compagnie	Classe de Recrutement	Service	Pièces envoyées le :	Mise en état de la bouche commencée le :	Terminée le :	Reviendra le :	Demande d'évacuation par le médecin du corps le :	OBSERVATIONS
Larue (Louis)...	1512	107e Artillie 62e Batterie	1892	Armé	25 août	28 août	2 septre	5 octobre	6 octobre	

On verra, d'après la disposition de ce livre, qu'il est possible de s'apercevoir très rapidement, puisque les hommes sont inscrits dans leur ordre d'arrivée, que tel ou tel est en retard et on peut en conséquence prendre des mesures, pour les faire venir, ou se rendre compte du retard, comme par exemple départ dans une autre formation, maladie, etc...

Nous pensons donc qu'il n'y a rien à modifier aux instructions actuelles, si ce n'est d'ajouter aux livres des cabinets dentaires de garnison, un registre de correspondance et un livre spécial, dit des édentés, pour permettre au chef de service de suivre la marche de l'appareillage et pour ne pas risquer d'en oublier.

Evacuations sur le centre d'édentés.

La façon dont les édentés sont évacués sur le centre régional de prothèse n'est pas uniforme. Dans certaines régions c'est le dentiste militaire qui demande au médecin-major chef de service du dépôt, par l'intermédiaire du médecin chef de place l'évacuation de l'édenté sur le centre, lorsqu'il a constaté que les gencives étaient suffisamment cicatrisées.

Ce système présente le grave inconvénient que le centre d'édentés peut se trouver embolisé pour ainsi dire si plusieurs cabinets dentaires de garnison envoient en même temps beaucoup d'hommes qui ne peuvent être appareillés rapidement par suite du nombre limité des mécaniciens-dentistes ; il en résulte que les hommes attendent 2 ou 3 semaines leur tour au centre d'édentés, quand ils seraient beaucoup plus utiles dans leurs dépôts soit pour les corvées en général, soit pour leur métier, comme des selliers par exemple.

Il est bien préférable que l'adjoint technique de stomatogie de la région qui doit être prévenu de la date de la fin des extractions et de la date de la cicatrisation des gencives soit aussi chargé d'organiser l'évacuation des édentés sur le centre dont il connait les disponibilités, soit qu'il demande l'évacuation au directeur du Service de santé, soit qu'il ait le droit d'évacuation directement, comme les médecins ou chirurgiens de secteur, ainsi que nous l'avions dans notre région. Nous conclurons donc de la façon suivante : « Les évacuations des hommes à appareiller sur le centre d'édentés doivent être organisées par l'adjoint technique de stomatologie de la région. »

5° *Nécessité d'un aide pour les cabinets dentaires de garnison.*

L'exposé que nous venons de faire des diverses pièces à établir, de la correspondance nécessaire, des livres à tenir, en un mot de ce qui constitue le secrétariat très réduit du cabinet dentaire de garnison, montre que le dentiste militaire sera occupé pendant un certain temps de la journée avec ce travail s'il n'est pas aidé.

De plus, par son grade et ses fonctions, il ne peut s'occuper lui-même du nettoyage de son cabinet dentaire et il y a intérêt à ce qu'il soit aidé, non seulement pour ce secrétariat, mais pour l'assistance auprès du malade en traitement, pour assurer l'ordre et l'antisepsie des instruments, la préparation des seringues à injection, etc..., etc...

Or, jusqu'ici, il n'est pas prévu d'une façon précise que le dentiste militaire doit avoir un aide affecté régulièrement à ce service. Si beaucoup de dentistes militaires chefs de cabinets dentaires de garnison sont aidés, beaucoup ne le sont pas et un aide ne leur est pas affecté d'une façon réglementaire, d'une façon exclusive.

Il nous parait donc indiqué d'insister auprès du Service de santé pour qu'un aide soit affecté réglementairement à chaque cabinet dentaire de garnison, non seulement pour les raisons que nous venons d'indiquer, mais aussi parce qu'il est souvent, non seulement utile, mais nécessaire, par le fait surtout qu'on n'opère pas le plus souvent sur un fauteuil dentaire mais sur un fauteuil quelconque, qu'un aide tienne la tête du malade auquel on fait une extraction, par exemple.

Les dentistes militaires devraient donner tous leurs soins aux militaires qui viennent les consulter et ne devraient pas perdre de temps à faire de la correspondance, établir des états, tenir un livre journalier, etc...

Comme actuellement il est impossible de trouver des infirmiers dans les régions et comme il doit exister en France environ près de 400 cabinets dentaires de garnison, ce qui immobiliserait 400 hommes, il est tout à fait indiqué de mettre des femmes comme aides pour les chefs de service des cabinets dentaires de garnison.

Le petit secrétariat à tenir, la demande de médicaments, d'instruments, de matières obturatrices, le nettoyage et l'entretien de la salle, du matériel et des instruments, l'antisepsie à assurer, tout cela rentre fort bien dans les limites du travail à exécuter par des femmes.

On sait d'ailleurs qu'aux Etats-Unis, beaucoup de dentistes sont toujours assistés d'une infirmière qui leur prépare les matières obturatrices, leur sert de secrétaire, etc..., ces infirmières se nomment « office-girls ».

Nous pensons que la justesse de cette proposition sera reconnue par le Service de santé et qu'il sera décidé qu'une femme sera affectée réglementairement comme aide aux cabinets dentaires de garnison.

6° *Outillage et matériel.*

L'outillage et le matériel des cabinets dentaires de garnison ont été définis par la dépêche ministérielle n° 2054 3/7 du 8 février 1916.

Nous rappelons cette circulaire pour mémoire, dans le texte de ce rapport. Pour aider à la discussion du congrès plusieurs dentistes militaires ont souvent demandé qu'on adjoigne à ce matériel :

4 sondes exploratrices — 1 poire à lavages — 6 instruments à nettoyage — un porte amagalme, etc... ; nous pensons que le congrès est une occasion unique de discuter la question de l'outillage pour présenter un vœu au Ministre à ce sujet.

De même il serait des plus utiles qu'il soit prévu une boîte fermant à clef, avec 2 ou 3 compartiments, comme dans les malles, pour que les instruments puissent être rangés, au lieu de traîner la plupart du temps sur une table ou une toilette, comme nous l'avons constaté souvent dans les cabinets dentaires de garnison.

Ce matériel très réduit n'est d'ailleurs pas limité d'une façon absolue à ce qui est indiqué et on peut en faisant des demandes avec soin, dans les formes prescrites et dans les délais prescrits, obtenir à peu près du Service de santé tout ce qui est nécessaire pour les cabinets dentaires de garnison à l'heure actuelle.

Il y a eu un moment forcément critique lorsqu'on a créé d'un seul coup 400 cabinets dentaires de garnison et les fournisseurs pour dentistes se sont trouvés subitement démunis, au moment où le Magasin central des hôpitaux militaires n'était pas non plus encore organisé complètement.

Nous avons été visiter ce Magasin central pour nous rendre compte de ses disponibilités et nous avons pu constater qu'il possède maintenant le matériel et les fournitures essentielles pour le fonctionnement normal des cabinets dentaires de garnison.

Les demandes de matériel, mobilier, outillage, etc., ne sont pas faites de la même façon dans les régions ; dans les unes elles sont adressées directement par le chef de service du cabinet dentaire de garnison au directeur du Service de santé, qui le plus souvent n'a pas la compétence nécessaire de technicien pour juger si la demande est fondée ; dans les autres elles doivent être soumises pour avis à l'adjoint technique de la région.

Il va sans dire que c'est cette manière de faire qui devrait être employée partout ; des quantités de demandes restent en panne, si j'ose dire, parce qu'elles ne sont pas faites suivant la forme, qu'il y manque les numéros de la nomenclature, quand il y en a, qu'elles ne sont pas précises, etc... : certains chefs de service, par exemple, demandent simplement de la gutta sans même indiquer pour usage dentaire, etc.

Les officiers gestionnaires ne peuvent pas tous être au courant du matériel si compliqué de notre spécialité, d'autant plus qu'un grand nombre de nos instruments ne figure pas dans la nomenclature et n'ont été indiqués que depuis la guerre par diverses dépêches ministérielles ; tandis qu'un officier par région, spécialisé au centre régional à ce sujet, peut connaître la question et savoir comment aboutir. Il est donc préférable que toutes les demandes passent par l'adjoint technique, qui doit avoir pour mission, avec la collaboration de l'officier gestionnaire de son centre, de veiller à ce que tous les cabinets dentaires de garnison soient pourvus du nécessaire ; c'est à lui à les ordonnancer suivant les formes, à juger si elles sont logiques, répondent au rendement fourni par le demandeur. C'est à lui qu'il incombe, à notre avis, de procurer tout le matériel : de prévoir, par exemple, qu'il faut un éclairage artificiel pour travailler le soir pendant les journées d'hiver, avec des réflecteurs aussi pratiques qu'économiques ; de leur envoyer les imprimés nécessaires, etc.

Il doit agir comme s'il était chargé de diriger une maison et de fournir le nécessaire pour ses aides, opérateurs ou mécaniciens.

Il est possible d'arriver à obtenir, par la voie régulière de l'administration militaire, une installation de cabinet dentaire de garnison, très confortable, avec des meubles très suffisants, très pratiques et même presque coquets, mais il faut savoir demander, savoir lire la nomenclature sans se noyer, savoir établir ou faire établir un croquis, un devis. On peut obtenir des armoires et tables pour chaque cabinet dentaire de garnison, au lieu de voir les instruments traîner à l'air libre dans la poussière ; nous avons vu des installations très peu coûteuses, autorisées par des demandes régulières d'achat sur place, faites par certains dentistes militaires actifs qui étaient vraiment parfaites et qui pourraient même servir de modèles à beaucoup d'installations civiles. Chaque dentiste militaire isolé ne peut obtenir tout ce qu'il faut qu'avec une certaine peine et est perdu dans la question administrative le plus souvent ; mais si l'adjoint technique connaît bien son rôle et s'en occupe, collationne les diverses demandes, fait les devis pour un certain nombre de meubles pour les diverses formations de sa région, il pourra installer dans des conditions très suffisantes les cabinets dentaires de sa région qui doivent, pour la plupart, subsister après la guerre d'une façon définitive.

Il est pour ainsi dire l'agent de liaison entre les cabinets dentaires de garnison ainsi que les diverses formations stomatologiques et la direction du Service de santé et l'Administration militaire.

Nous concluerons donc ce paragraphe de la façon suivante :

« L'installation et l'organisation générale des cabinets dentaires de garnison d'une région, rentrent dans les attributions de l'adjoint technique de stomatologie régional. Les demandes de matériel, mobilier, outillage, etc., doivent être examinées, visées et ordonnancées par lui, avec la collaboration de l'officier gestionnaire du centre ».

EXTRAIT DE LA DÉPÊCHE MINISTÉRIELLE N° 2034 3/7 DU 8 FÉVRIER 1916

Matériel nécessaire dans un cabinet d'un opérateur.

Fauteuil [1]........................	1
Crachoir [2]........................	1
Tour de cabinet..................	1
Fraises diverses..................	1 grosse
Fraises à racines.................	3
Pièce à main......................	1
Angle droit........................	1
Excavateurs (gauche et droit)......	6 de chaque côté

1. — Pour le fauteuil, on pourrait utiliser les fauteuils de coiffeur auxquels il suffirait de fixer une têtière ; le tout serait d'un prix bien inférieur au moindre fauteuil vendu par les fournisseurs pour dentistes.

2. — Le crachoir peut être confectionné avec une boîte ou un récipient en tôle émaillée, surmontée d'un entonnoir également en tôle émaillée, le tout d'un prix très modique et bien inférieur à celui des crachoirs en cuivre nickelé avec entonnoir en verre qu'on trouve dans le commerce, mais qui n'existent pas en quantité suffisante. Du reste il en est de même pour les articles ci-dessus.

Fouloirs à amalgame..............	3	
Fouloirs ou spatules à ciment et gutta.	2	
Spatule à ciment..................	1	
Ciseaux à émail..................	2	
Miroirs buccaux..................	6	
Manche pour miroir..............	1	
Poire à air chaud................	1	
Précelles.........................	1	
Sondes à canaux................	2	douzaines
Tire-nerf.........................	1	douzaine
Mortier pour amalgame...........	1	
Limes à séparer..................	1	douzaine
Meules carborendum..............	3	
Mandrins pour moules et disques...	5	
Disques à polir....................	250	
Seringue hypodermique...........	1	
Aiguilles interchangeables........	3	douzaines
Daviers...........................	1	jeu
Elévateurs........................	1	jeu
Brûleur ou lampe à alcool........	1	
Thermo-cautère..................		

Cet appareil existant dans toutes les formations sanitaires, il n'y a pas lieu d'en faire mention et encore moins d'en pourvoir le service dentaire, cet appareil pouvant être commun à tous les services, vu son prix élevé.

CONSIDÉRATIONS GÉNÉRALES.

Avant de terminer ce rapport, pour lequel nous demandons l'indulgence à cause des conditions de rapidité dans lesquelles il a été établi, tout en étant en mission dans les régions, nous ne pouvons nous empêcher d'émettre quelques considérations au sujet de l'organisation générale des cabinets dentaires de garnison, considérations qui pourraient s'appliquer tout aussi bien aux centres d'édentés, c'est-à-dire en somme, aux divers services de stomatologie.

Si nous avons parfois entendu des critiques au sujet de ces diverses organisations, critiques faites par certains spécialistes qui ne voyaient que leur petite sphère et ne voyaient pas l'ensemble des choses, la plupart se rendent compte de l'effort considérable qui a été fait par les pouvoirs publics pendant ces derniers temps pour l'organisation de ces divers services. Si on se reporte au début de la guerre, à l'époque où la stomatologie n'était considérée par certains grands chefs que comme gêne et embarras, et si on voit qu'il existe aujourd'hui, pour ne parler que de l'intérieur, plus de 12 services de chirurgie et prothèse maxillo-faciale, environ 20 centres d'édentés et près de 400 cabinets dentaires de garnison, on doit reconnaître qu'il y a eu là un bel effort suivi d'un résultat tangible, dû à l'activité de certaines sociétés professionnelles, au dévouement, au zèle et (nous n'hésitons pas à le dire), aux démarches nombreuses de certains confrères qu'il y aurait lieu de féliciter, s'ils n'avaient pas suffisamment de satisfaction à constater le service rendu. Il a fallu aussi que l'on ait la chance de trouver un bon accueil auprès des pouvoirs publics (pour employer une étiquette générale et ne désigner aucun nom). et qu'ils comprennent toute l'importance des services que pouvaient rendre les stomatologistes et les dentistes réunis dans un but louable de solidarité publique pour le traitement des blessés, la récupération des édentés inaptes et les soins dentaires à donner aux soldats.

Contrairement à l'idée que nous avons quelquefois entendu émettre par certains, disant que les dentistes sont en train de se suicider en mettant en état les bouches de tous les militaires qui viennent réclamer les soins des cabinets dentaires de garnison, et qu'ils n'auront plus rien à faire après la guerre, nous pensons, sans vouloir nous arrêter à ce que de tels raisonnements dénotent comme mentalité inférieure, que ces organismes récemment créés développeront au contraire parmi les soldats et par conséquent dans le public tout entier les notions de l'utilité des soins et de l'hygiène dentaires ; les cabinets dentaires de garnison constituent des agents merveilleux de propagande par l'exemple.

C'est aux chefs de services des cabinets dentaires de garnison qu'il appartient précisément, par un labeur incessant, par des anesthésies locales soignées, par des opérations et des traitements bien réglés, de montrer au public les résultats tangibles et palpables des soins dentaires modernes. Ceux qui auront été soulagés par eux, iront d'eux-mêmes après la guerre trouver les praticiens pour réclamer les soins qu'ils auront appréciés.

De même, les hommes qui ne pouvaient plus manger par suite de la perte de leurs dents et qui n'auraient pas, sans la guerre, fait les frais d'un appareil de prothèse, ne pourront plus s'en passer ensuite et feront d'eux-mêmes une propagande par l'exemple auprès de leur entourage.

Nous pensons aussi que les pièces administratives qui sont imposées par la dépêche ministérielle obligent à avoir de l'ordre, de la méthode et obligeront les dentistes militaires à prendre d'excellentes habitudes qu'ils continueront à suivre lorsqu'ils seront rentrés dans la vie civile.

Nous croyons que notre profession connaîtra, à la suite de la guerre, une ère de prospérité inconnue jusque-là et comme elle marche nettement à l'unification par l'élévation des études préliminaires et spéciales, elle sortira de la guerre, unie, puissante et considérablement élevée et grandie dans l'opinion publique, par suite des services rendus qui ont été nettement constatés par tous.

Chaque chef de service de cabinet dentaire de garnison doit donc tenir à honneur de faire tous ses efforts pour collaborer à cette œuvre d'assistance aux soldats qui combattent pour eux et à cette œuvre d'élévation de notre profession, pour justifier son rôle ; il doit aussi payer par un travail assidu, sans compter ses heures, ni marchander sa peine, la chance qu'il a de pouvoir, le plus souvent loin du danger, continuer à exercer sa profession, ne pas perdre la main, voir des cas multiples et nouveaux et utiliser ses connaissances spéciales.

Il doit penser, et ce serait un véritable crime de ne pas y penser constamment, que pendant qu'il travaille tranquillement dans son cabinet dentaire de garnison, il y a des milliers d'hommes qui eux aussi ont fait des études souvent plus longues que les leurs, ont travaillé longtemps et beaucoup, sont docteurs en droit, ès-lettres, en médecine, en philosophie, ingénieurs, avocats, artistes, etc., en un mot ont aussi embrassé des carrières libérales et qui sont actuellement en première ligne, à braver les balles, les obus et les risques incessants de mort pour défendre notre belle Patrie.

Résumé et conclusions.

1° Les cabinets dentaires de garnison ont pour mission de :

a Soulager les militaires qui souffrent des dents ;

b Maintenir le nombre des combattants, en permettant de garder ou de réintégrer dans le service armé les hommes munis insuffisamment au point de vue dentaire pour assimiler leur ration d'entretien ;

c Répandre dans la troupe les notions générales nécessaires d'hygiène de la bouche ;

2° Le chef de service des cabinets dentaires de garnison doit soigner d'abord et avant tout les combattants et les hommes récupérables.

En conséquence, il doit :

a Soigner les soldats valides venant des dépôts ou camps d'instruction avant les malades et les blessés, leur donner des soins d'urgence, le maximum des soins dans le minimum de temps ;

b Appliquer la thérapeutique la plus complète aux malades ou blessés qui doivent rentrer dans le rang ;

c Soigner les hommes perdus pour la Défense nationale aussi complètement que les nécessités du service le permettront, mais après les soldats valides et les blessés ou malades récupérables ;

3° Le dentiste militaire doit se rendre dans les formations

sanitaires pour veiller à la préparation de la bouche des édentés afin que ceux-ci soient le plus tôt possible munis d'appareils de prothèse, s'il y a lieu.

4° Les femmes employées à un titre quelconque par l'autorité militaire n'ont droit qu'aux soins d'urgence, c'est-à-dire extractions et pansements.

5° Chaque fois qu'il sera possible, le chef de service du cabinet dentaire de garnison donnera des soins dentaires complets, mais en aucun cas le service ni l'instruction militaires ne doivent en souffrir et le départ de l'homme ne doit jamais être retardé pour des soins dentaires.

6° Des appareils de prothèse dentaires pourront, comme il a été dit dans l'instruction 8119 3/7, être attribués à des hommes du service auxiliaire, considérés par les médecins-chefs de service comme pouvant être rendus aptes au service armé par l'appareil de prothèse.

Ces hommes seront présentés devant une commission de réforme dans les 3 mois suivants, si les médecins-majors chefs de service jugent que leur état général s'est suffisamment amélioré grâce à l'appareil.

Les hommes ayant dépassé l'âge de 45 ans pourront être munis d'appareils s'ils présentent une note du médecin chef de service de leur formation indiquant qu'ils sont appelés à partir au front.

7° En principe l'extraction des racines doit être pratiquée préalablement à la pose des appareils de prothèse.

8° Des fiches schématiques très exactes doivent être faites avant les extractions pratiquées dans le but de la préparation de la bouche des édentés.

9° Les militaires qui viennent consulter doivent recevoir des notions élémentaires d'hygiène dentaire et une brosse à dents. Des conférences sur l'hygiène dentaire doi· être faites par l'adjoint technique de stomatologie ou par les chefs de service des cabinets dentaires de garnison aux jeunes soldats de la classe 1918.

10° Les officiers blessés ou malades ont droit aux soins dentaires complets ; ils pourront recevoir ces soins dans les cabinets dentaires de garnison, en dehors de la matinée par semaine fixée par l'instruction du 9 juin 1916, si le temps nécessaire pour les soins dentaires des hommes le permet.

11° Les cabinets dentaires de garnison doivent être organisés dans les hôpitaux militaires, à leur défaut dans les hospices mixtes et à défaut de ceux-ci, dans les hôpitaux complémentaires ; on évitera, autant que possible, d'installer les cabinets dentaires de garnison dans les infirmeries régimentaires pendant la guerre.

12° Les chefs de service des cabinets dentaires de garnison doivent être, en principe, des dentistes militaires.

13° Un livre d'enregistrement de la correspondance doit être tenu dans chaque cabinet dentaire de garnison ; de plus, un registre spécial, dit livre des édentés, sera tenu également pour noter la date de chacune des opérations, (envoi de la demande, réception de l'autorisation, date de la fin des extractions, date à laquelle la gencive est cicatrisée), ainsi que les renseignements militaires nécessaires au sujet de chaque édenté relevant du cabinet dentaire de garnison.

Les évacuations des hommes à appareiller sur le centre d'édentés doivent être organisées par l'adjoint technique de stomatologie de la région.

14° Une femme doit être affectée comme aide aux cabinets dentaires de garnison.

15° L'installation et l'organisation générale des cabinets dentaires de garnison d'une région, rentrent dans les attributions de l'adjoint technique de stomatologie régional. Les demandes de matériel, mobilier, outillage, etc., doivent être examinées, visées et ordonnancées par lui avec la collaboration de l'officier gestionnaire du centre.

Vœux et résolutions

à soumettre à Monsieur le Ministre de la Guerre
(Sous-secrétariat d'Etat du Service de santé)

Adresser à Messieurs les directeurs du Service de santé

des régions, une circulaire au sujet du fonctionnement des cabinets dentaires de garnison, contenant les indications suivantes :

1° Le chef de service de cabinet dentaire de garnison doit soigner d'abord et avant tout les combattants et les hommes récupérables.

En conséquence il doit :

a Soigner les soldats valides venant des dépôts ou camps d'instruction avant les malades et les blessés, leur donner des soins d'urgence, le maximum des soins dans le minimum de temps ;

b Appliquer la thérapeutique complète aux malades ou blessés qui doivent rentrer dans le rang ;

c Soigner les hommes perdus pour la Défense nationale aussi complètement que les nécessités du service le permettront, mais après les soldats valides et les blessés ou malades récupérables.

2° Le chef de service de cabinet dentaire de garnison doit faire des visites dans les formations sanitaires de la place à laquelle il est affecté, à intervalles réguliers et d'autant plus rapprochés que le mouvement des entrants est plus considérable dans cette place.

Il doit se présenter au médecin-chef de la formation pour s'entendre avec lui au sujet des jours et heures de ces visites et examiner de concert avec les médecins entrants, les malades ou blessés récemment entrés, afin de soigner leur bouche dès que leur état général le permet, ce dont le médecin traitant est seul juge.

Il doit pratiquer aussitôt que possible les extractions et obturations indiquées et veiller à ce que les malades et blessés soient munis, s'il y a lieu, d'appareils de prothèse, afin que les hommes qui sortent guéris de l'hôpital, ne commencent pas une nouvelle période d'inaptitude comme édentés.

Les chefs de service des cabinets dentaires de garnison feront un compte-rendu succinct de ces visites qui sera joint au rapport décadaire.

Les médecins-chefs de place et les médecins-chefs des formations sanitaires veilleront, chacun en ce qui les concerne, à ce que ces prescriptions soient suivies et en faciliteront l'exécution.

3° Les femmes employées à un titre quelconque par l'autorité militaire n'ont droit qu'aux soins d'urgence, c'est-à-dire extractions et pansements.

4° Chaque fois qu'il sera possible, le chef de service du cabinet dentaire de garnison donnera des soins dentaires complets, mais en aucun cas le service ni l'instruction militaire ne doivent en souffrir et le départ des hommes ne doit jamais être retardé pour les soins dentaires.

5° Des appareils de prothèse dentaire pourront, comme il a été dit dans l'instruction 8119 3/7, être attribués à des hommes du service auxiliaire, considérés par les médecins-majors chefs de service comme pouvant être rendus aptes au service armé par l'appareil de prothèse.

Ces hommes seront présentés devant une commission de réforme dans les 3 mois suivants, si toutefois les médecins-majors chefs de service jugent que leur état général s'est suffisamment amélioré grâce à l'appareil.

Les hommes ayant dépassé l'âge de 45 ans pourront être munis d'appareils s'ils se présentent avec une note du médecin-chef de service de leur formation indiquant qu'ils sont appelés à partir au front.

6° Les militaires qui viennent consulter doivent recevoir des notions élémentaires d'hygiène dentaire.

Des conférences sur l'hygiène dentaire devront être faites par l'adjoint technique de stomatologie ou par les chefs de service des cabinets dentaires de garnison aux jeunes soldats de la classe 1918.

7° Les officiers blessés ou malades ont droit aux soins dentaires complets ; ils pourront recevoir ces soins dans les cabinets dentaires de garnison, en dehors de la matinée par semaine fixée par l'instruction du 9 juin 1916, si le temps nécessaire pour les soins dentaires des hommes le permet.

8° Les chefs de service des cabinets dentaires de garnison seront autorisés à remettre gratuitement une brosse à dents à certains militaires consultants ; ils devront justifier la dépense au moyen d'un livre spécial pour donner reçu ; ces brosses à dents ne seront pas achetées sur place, mais seront fournies par le Magasin central du Service de santé, par demande régulière.

9° Les chefs de service des cabinets dentaires de garnison doivent être, en principe, des dentistes militaires.

10° Un livre d'enregistrement de la correspondance doit être tenu dans chaque cabinet dentaire de garnison ; de plus, un registre spécial, dit livre des édentés, sera tenu également pour noter la date de chacune des opérations, (envoi de la demande, réception de l'autorisation, date de la fin des extractions, date à laquelle la gencive est cicatrisée), ainsi que les renseignements militaires nécessaires au sujet de chaque édenté relevant du cabinet dentaire de garnison.

Les évacuations des hommes à appareiller sur le centre d'édentés peuvent être organisées par l'adjoint technique de stomatologie de la région.

11° Une femme sera affectée comme aide aux cabinets dentaires de garnison.

12° L'installation et l'organisation générale des cabinets dentaires de garnison d'une région, rentrent dans les attributions de l'adjoint technique de stomatologie régional. Les demandes de matériel, mobilier, outillage, etc., doivent être examinées, visées et ordonnancées par lui avec la collaboration de l'officier gestionnaire du centre.

TABLE DES MATIÈRES

PREMIÈRE PARTIE

Rôle des cabinets dentaires de garnison........ 1
1° Personnel consultant........ 1
2° Soins à donner aux femmes employées par l'autorité militaire........ 5
3° Traitement à effectuer dans les cabinets dentaires de garnison........ 7
4° Examen et préparation de la bouche des édentés........ 9
5° Attribution des appareils de prothèse aux hommes du service auxiliaire........ 14
6° Hygiène dentaire et prophylaxie des édentés........ 16
7° Traitement des officiers........ 21

DEUXIÈME PARTIE

Organisation des cabinets dentaires de garnison........ 22
1° Siège du cabinet dentaire........ 22
2° Personnel des cabinets dentaires de garnison........ 25
3° Secrétariat........ 28
4° Correspondance........ 32
5° Nécessité d'un aide pour les cabinets dentaires de garnison........ 37
6° Outillage et matériel........ 38
Matériel nécessaire dans le cabinet d'un opérateur........ 41
Considérations générales........ 42
Résumé et conclusions........ 45
Vœux et résolutions........ 47

Châteauroux. — Imprimerie Mellottée

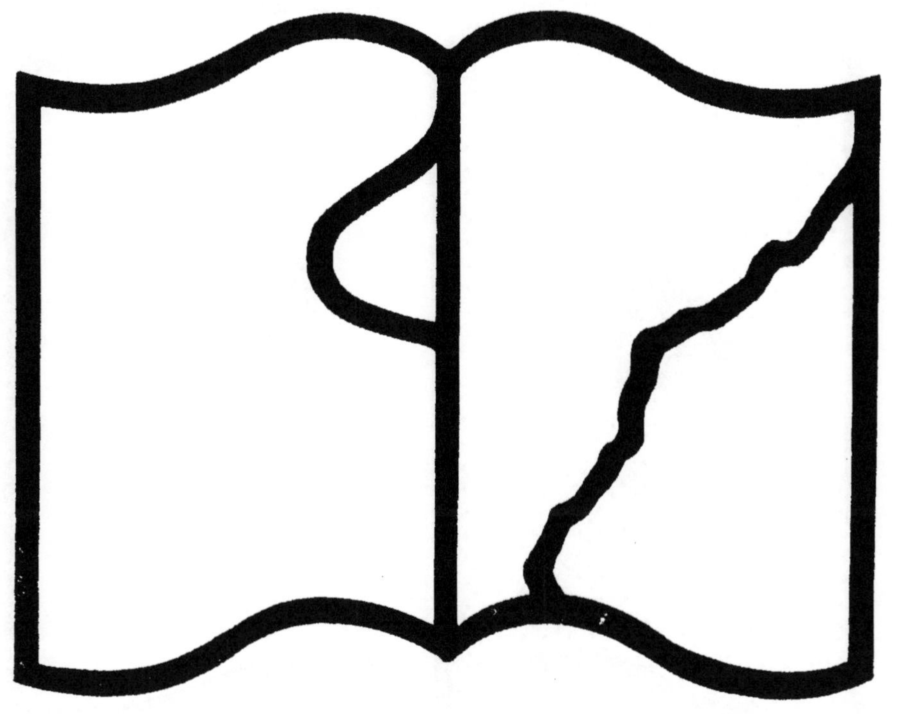

Texte détérioré — reliure défectueuse

NF Z 43-120-11

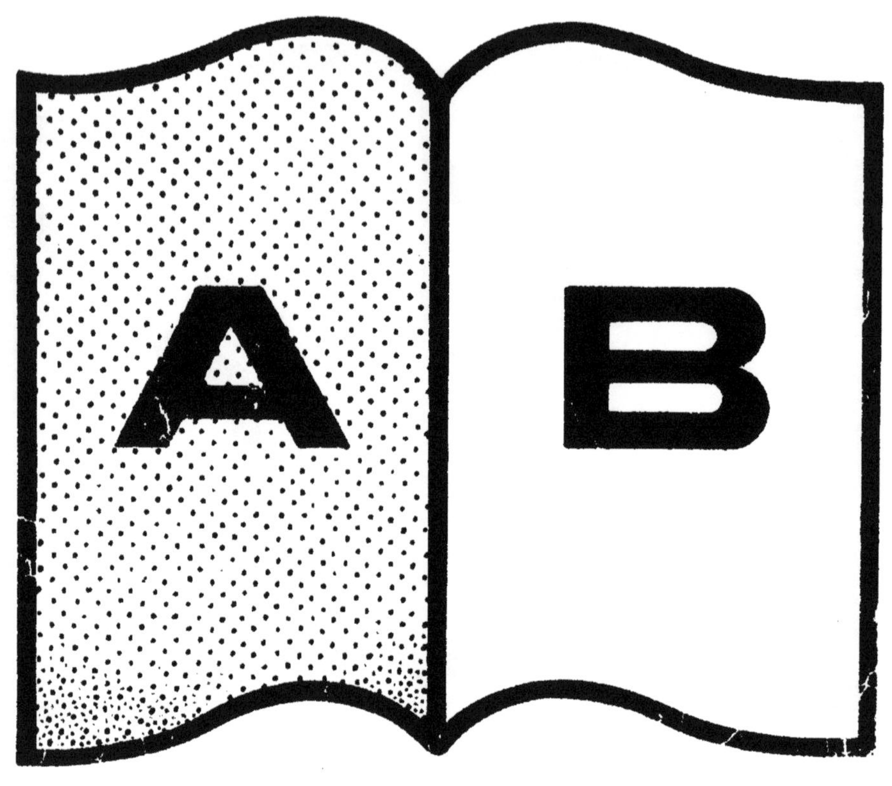

Contraste insuffisant

NF Z 43-120-14

www.ingramcontent.com/pod-product-compliance
Ingram Content Group UK Ltd.
Pitfield, Milton Keynes, MK11 3LW, UK
UKHW021135230726
13926UKWH00002B/816